健康中国2030·健康教育系列丛书

口腔保健和常见疾病防治

主　编　张景慧

科学出版社

北京

图书在版编目(CIP)数据

口腔保健和常见疾病防治/张景慧主编. —北京：科学出版社，2017.4

（健康中国2030·健康教育系列丛书）

ISBN 978-7-03-052511-6

Ⅰ.①口… Ⅱ.①张… Ⅲ.①口腔-保健-基本知识 ②口腔疾病-常见病-防治 Ⅳ.①R78

中国版本图书馆CIP数据核字(2017)第073478号

责任编辑：张天佐 李国红／责任校对：何艳萍
责任印制：赵 博／封面设计：范 唯

科学出版社 出版

北京东黄城根北街16号
邮政编码：100717
http://www.sciencep.com

北京九州迅驰传媒文化有限公司印刷
科学出版社发行 各地新华书店经销

＊

2017年4月第 一 版 开本：787×960 1/32
2025年1月第三次印刷 印张：2 1/4
字数：21 000

定价：20.00元

（如有印装质量问题，我社负责调换）

"健康中国 2030·健康教育系列丛书"编写委员会

主任委员：王凌峰　陈宝军

副主任委员：朱永蒙　张生彬　陈　吉
　　　　　　刘　岱　张志坚　尚　谦
　　　　　　高柏青　黄再青

委　　员：王　东　王　辉　葛智平
　　　　　　崔　宏　杨敬平　李子玲
　　　　　　王丹彤　张霄雁　刘致中
　　　　　　巴　特　郭卫东　郝锦丽

总 策 划：王志香

总　序

　　中共中央、国务院印发的《"健康中国 2030"规划纲要》指出："健康是促进人的全面发展的必然要求，是经济社会发展的基础条件。实现国民健康长寿，是国家富强、民族振兴的重要标志，也是全国各族人民的共同愿望。"

　　推进健康中国建设，是全面建成小康社会、基本实现社会主义现代化的重要基础，是全面提升中华民族健康素质、实现人民健康与经济社会协调发展的国家战略，是积极参与全球健康治理、履行 2030 年可持续发展议程国际承诺的重大举措。未来 15 年，是推进健康中国建设的重要战略机遇期。

　　为推进健康中国建设，提高人民健康水平，根据党的十八届五中全会战略部署，我们组织相关专家和医生，本着为大众健康服务的宗旨，编写了本套丛书，主要内容是针对常见病、多发病和大众关心的健康问题。本丛书以医学理论为基础，关注临床、关注患者需求、关注群众身心健康，通过简洁凝练、图文并茂、通俗易懂、简单实用的例子，指导群众如何预防疾病、患者何时就医，如何指导患者进行家庭康复和护理等，将健康的生活方式直接明了地展现在读者面前。

由于编写工作时间紧、任务重，书中难免有不足之处，敬请各位专家和读者提出宝贵意见和建议，以便今后加以改进和完善。

编委会

2017.1

目　录

第一节 龋病的防治

【概　述】

龋病是人类的常见病、多发病之一，但由于其病程进展缓慢，一般不危及生命，因此不易受到人们重视。实际上龋病不及时治疗，向牙体深部发展后，可引起牙髓病、根尖周病、残冠残根、甚至牙丧失、颌骨炎症等一系列并发症，可破坏咀嚼器官的完整性，影响消化功能，在生长发育期还可能影响牙颌系统的生长发育，出现颌面部畸形。此外，龋病及其继发病作为一个病灶，可引起远隔脏器疾病。

【定　义】

龋病是牙体硬组织在以细菌为主的

多种因素作用下发生的慢性、进行性、破坏性疾病。

【病　　因】

龋病的发生是由细菌、食物、宿主和时间四因素相互作用引起口腔微环境失衡的结果。

（一）细菌因素

在龋病发生的过程中，细菌是多因素中的主要生物因素。细菌的黏附是主要的，其次是产酸。在正常的口腔生理活动中，细菌与牙体之间保持着平衡状态，当某些因素使致龋菌发生异常的生态变化，就会出现平衡失调，失控的细菌毒素使牙体组织出现慢性病理性损害。与人龋有关的主要致龋菌是变形链球菌群、乳酸杆菌属和放线菌属。

（二）宿主因素

宿主是龋病发生中不可缺少的因素，其包括宿主自身的牙、唾液、行为习惯及生活方式。宿主的易感性中牙齿抗龋力的高低是主要的，唾液因素是次要的。

1.牙

牙是龋病发生的底物，牙易患龋的因素：

◆（1）解剖结构与牙排列关系：牙冠的裂隙、窝沟及异常发育沟，牙列中牙与牙之间的接触面、拥挤牙与重叠牙之间的牙面等，这些都是不易清洁的菌斑（细菌团块）滞留区，也是龋病的好发部位。

◆（2）牙体组织：釉质发育不全、牙根外露等，无釉质保护的部位，抗酸蚀能力差，易患龋。

2.唾液

唾液是牙及细菌的外环境，在口腔

微环境中起着清洁、维持、调节口腔内微生态平衡——pH 和钙的饱和度、防止脱钙的作用。

3. 人的行为和生活方式

人对疾病的认识和生活方式，影响着龋病的发生发展。吸烟、睡前进食而忽略口腔卫生等不良习惯，有利于菌斑聚集，增加患龋的危险因素。

（三）食物

碳水化合物类食物是主要致龋食物，如摄入含糖食物过多过频、过多饮用酸性饮料，这些食物滞留在口腔内，容易被致龋菌代谢产酸，促使牙脱矿，造成牙体硬组织的腐蚀性损害。

（四）时间因素

龋病是牙体硬组织慢性破坏性疾病，只有经过一定时间的细菌、食物、宿主等相互作用，牙齿才可能发生龋病，且这些因素相互作用的时间越长，龋病发生危险性越大。

【分　　类】

龋病有许多种分类，常用的有按发病情况和进展速度、按损害的解剖部位、按病变深度三种分类，其中由于按病变深度分类能指导临床治疗，故最常用于龋病的临床诊断。

按病变深度分类，龋病可分为：

（一）浅龋

浅龋位于牙冠部时，一般为釉质龋或早期釉质龋，若发生在牙颈部，则为牙骨质龋或（和）牙本质龋。位于牙冠部的浅龋可分为窝沟龋和平滑面龋。

（二）中龋

龋损发展到牙本质浅层时为中龋，此阶段牙髓组织会受到激惹，产生保护性反应，形成修复性牙本质，它在一定程度上阻止病变的发展。

（三）深龋

龋损发展到牙本质深层时为深龋，此阶段均能引起牙髓组织的修复性反应，包括形成修复性牙本质，轻度的慢性炎症反应或血管扩张、成牙本质细胞层紊乱等。

【临床表现】

牙体硬组织的色（颜色）、形（形态）、质（质地）均发生变化。在龋病初期暴露于口腔中的牙体硬组织的龋坏部位发生脱矿，牙透明度下降，致使牙釉质呈白垩色；继之病变部位有色素沉着，局部可呈现黄褐色或棕褐色；随着无机成分脱矿、有机成分破坏分解的不断进行，牙釉质和牙本质疏松软化，最终发生牙体缺损，形成龋洞。龋洞一旦形成，则缺乏自身修复能力。

【诊　　断】

（一）诊断方法

龋病的诊断可根据患者的主观症状、体征，通过视诊、探诊并结合辅助检查等方法。

1. 通过视诊和探诊，检查是否有龋洞、龋洞的深浅、颜色及质地的变化。

2. 通过物理（冷热）的温度试验，判断龋洞的深浅及牙髓的状况。

3. 其他方法，对于较隐蔽的龋洞，X线检查和牙线检查有助于诊断。

除浅龋一般无主观症状，物理（冷热）、化学（酸甜）刺激均无反应外，中龋和深龋均会出现刺激痛，即冷热酸甜均可引起疼痛，且随着龋损的逐渐加深，患者的冷热酸甜自觉症状逐渐加重，但无自发性疼痛。

（二）诊断标准

色、形、质的改变＋临床症状。

【治　疗】

根据龋损的深浅不同，治疗方法有直接充填和间接充填等，以恢复牙齿的外形和功能，防止病变继续发展波及深部的牙髓组织和根周组织，出现牙髓病和根尖周病等。

【预　防】

龋病时牙体硬组织的病理改变涉及牙釉质、牙本质和牙骨质，基本变化是无机物脱矿和有机物分解。

脱矿和再矿化是一个伴随过程。如

果酸性产物不断增加，则脱矿继续，龋洞形成。如果使用一定量的氟，牙齿周围唾液缓冲能力和唾液中的钙磷浓度发生改变，又会使牙齿出现再矿化。因此，阻止脱矿、促进再矿化是防止龋病发生的重要环节。

表1是第三次全国健康流行病学调查中龋病情况。

表1　第三次全国健康流行病学调查中龋病情况列表

年龄 （岁）	患龋率 （%）	龋齿未治疗率 （%）
5	66.0	97.0
12	28.9	89.0
35 ~ 44	88.1	78.9
65 ~ 74	98.4	91.4

从表1可以看出除刚替换结束（12岁）时患龋率较低外，其余各阶段患龋率和龋齿未治疗率都较高，因此龋病的防治工作仍尤为重要。

根据龋病的发病因素，目前龋病实

施三级预防。

（一）一级预防

1.健康教育

进行口腔健康和龋病发生知识的宣教，使人们尤其是儿童及青少年树立自我保健意识，养成良好的口腔卫生习惯，掌握正确的刷牙方法。

提倡每天至少早晚刷牙，饭后漱口。漱口只能清除食物残渣和牙面上部分松动的软垢，牙面上的菌斑（细菌团块）只能通过机械的刷牙方法去除。冲牙器不能代替牙刷，但可以将已刷下的刺激物冲刷得更干净。正确的刷牙需要至少2～3分钟。

2.控制及消除危险因素

采取可行的防治措施，控制及消除口腔内存在的危险因素，增强牙齿本身的抗酸力。

◆（1）在医生的指导下，合理使用各种氟化物防龋。

氟化物是防龋有效、可行的基本方法，氟在口腔唾液内适当浓度下，与牙面羟基磷灰石结合形成氟羟基磷灰石，增强釉质的硬度和抗酸能力；氟能降低釉质的溶解度，在脱矿和再矿化过程中可促进再矿化；氟对变形链球菌也有抑制作用并可使发育期的牙齿形态有利于防龋。局部用氟适合于大多数人群，尤其是儿童和青少年，目前日常使用的有牙膏、漱口水、氟漆及氟泡沫等剂型。

在乳牙替换及恒牙萌出时期（6～12岁）合理使用氟化物，可促使年轻恒牙钙化完全，增强抗腐蚀能力。但使用时要注意用量，尤其是对于有吞服可能的儿童更应注意用量，过量使用会引起氟中毒，严重的甚至死亡。

◆（2）针对钙化程度相对较低、不

易清洁的牙齿颊、𬌗面窝沟，可进行窝沟封闭，阻止菌斑滞留及减少龋病发生率。

3. 改变饮食习惯

均衡营养、限制蔗糖的摄入、使用代糖食品、注意摄糖时间。

糖特别是蔗糖在口腔内长期停留会打破口腔菌群平衡，激活变形链球菌的过度生长，目前市场上有高甜度和低甜度代用品，最常见的是木糖醇。实际生活中糖代用品不能完全代替蔗糖，因此需控制食糖频率及吃糖后及时清洁口腔，减少糖在口腔内停留的时间。

4. 加强孕妇及婴幼儿保健，增强宿主的抵抗力

◆（1）孕期：注意孕妇的营养、全身和口腔保健，加强口腔卫生，减少经口腔途径感染胎儿的概率，保证胎儿的正常生长发育。

◆（2）幼儿时期：在乳牙未萌出到

恒牙胚发育期（3岁以内）应重视正确喂养及补钙，促使乳牙正常萌出及恒牙正常发育，减少牙冠钙化不全及釉质发育不全的出现。

（二）二级预防

早期诊断、早期处理：定期进行临床检查及X线辅助检查，发现龋病及早充填。

（三）三级预防

1. 防止龋病的并发症

对龋病引起的牙髓炎、根尖周炎应进行恰当治疗，防止炎症继续发展（牙槽脓肿、骨髓炎及间隙感染等）。对不能保留的牙齿应及时拔除。

2. 恢复功能

对牙体缺损及牙列缺失应及时修复，恢复口腔正常功能，保持身体健康。

【参考文献】

卞金有 . 2011. 预防口腔医学 . 第 5 版 . 北京：
　人民卫生出版社

樊明文 . 2011. 牙体牙髓病学 . 第 3 版 . 北京：
　人民卫生出版社

（张景慧）

第二节 慢性牙周炎的防治

【概　　述】

牙周病是口腔最常见的疾病之一，是指发生在牙周支持组织（牙龈、牙周膜、牙槽骨和牙骨质）的各种疾病，这些疾病包括两大类：即牙龈病和牙周炎。牙龈病是指发生在牙龈组织的病变，包括牙龈炎和全身疾病在牙龈的表现。其中一部分牙龈炎若未得到有效治疗可发展成牙周炎。

【定　　义】

慢性牙周炎是一种牙周组织的感染性疾病，导致牙周支持组织的破坏——牙周袋形成和炎症、进行性附着丧失和牙槽骨吸收。慢性牙周炎是最常见的一类牙周炎，约占牙周炎患者的95%，因其整个病情的起病和发展是一个非常缓慢的过程而得名。

【病　　因】

牙周疾病有其特异性的致病菌，其发生、发展或停止是牙周微生物与宿主免疫炎症反应在先天、后天及环境因素的影响下交互作用的结果，故牙周疾病是多因素疾病。

（一）局部因素

1. 菌斑生物膜

菌斑生物膜是口腔中不能被水冲掉或漱掉、由基质包裹、互相黏附或黏附于牙面、牙间或修复体表面软而未矿化的细菌性斑块。它所含的细菌是牙周疾病发生的始动因素，与慢性牙周炎关系密切的细菌有牙龈卟啉单胞菌、复赛类杆菌、伴放线放线杆菌以及牙密螺旋菌。

2. 牙石

牙石是沉积在牙面或修复体上的以菌斑为基质的已经矿化或正在矿化的沉积物。

3. 软垢

软垢是疏松附着在牙面、修复体表面、牙石和龈缘上的软而带有黏性的沉积物，是由微生物、脱落细胞及食物碎屑组成，用力漱口和冲洗可去除，对牙龈的刺激主要是其中的细菌及其产物。

4. 食物嵌塞

食物经常嵌入牙间隙内成为机械刺激，同时食物的滞留为细菌滋生提供良好的生态环境和营养，是牙周疾病发生、发展的促进因素。

5. 不良修复体

充填物的悬突或活动修复体不贴合，

不仅直接压迫和刺激牙龈组织，并且不易清洁，造成食物碎屑和菌斑的大量堆积，引起牙周组织的炎症。

此外，牙齿解剖形态及排列异常、𬌗创伤、口腔不良习惯均可能成为局部促进因素。

（二）全身因素

个体对牙周疾病的易感性和机体的抵抗力有关，宿主对细菌攻击的应答反应是决定牙周炎发生与否以及病情轻重、范围大小、发展速度等的必要因素。

1. 吸烟

吸烟是牙周病的主要危险因素之一，吸烟可影响局部血液循环、免疫和炎症反应，削弱口腔中中性粒细胞的趋化和吞噬功能，降低牙周组织对感染的抵抗力及影响牙周创口愈合。烟雾产生的热量可刺激牙龈组织，产生炎症；焦油易于形成菌斑和牙石沉淀。

2. 糖尿病

目前牙周病已被列为糖尿病的并发症之一，慢性牙周炎能影响到血糖的控制。

3. 遗传因素

牙周病不属于遗传性疾病，但遗传因素是牙周病先天的、不可控制的危险因素，有些类型如侵袭性牙周炎往往有家族史，一些遗传病如 Down 综合征也增加了患牙周病的风险。

4. 宿主的免疫炎症反应

宿主对感染的免疫反应最初是保护性的，主要是防止细菌侵入深部牙周组织，但由于反应的复杂性和反应过程中产生的各种物质的非特异性破坏作用，不可避免地引起组织的损伤和破坏。先天性免疫缺陷、吞噬细胞功能不良均会影响牙周病的发生、发展。

此外，有些因素如青春期、妊娠期、

绝经期性激素水平的变化增加了牙龈组织对局部刺激的敏感性；某些环境和行为等因素，如药物、精神压力、营养不良、口腔卫生不良等也增加了牙周病发生、发展的危险。

【发病特点】

本病可发生于任何年龄，但大多数患者为成年人（35岁以上），偶见于青少年和儿童。一般侵袭口腔内多个牙齿，且有一定的对称性，各部位的牙齿患病概率和进展速度可不一致。磨牙和下前牙以及邻面因菌斑牙石易堆积，较易发病，且病情较重，故牙周炎具有牙位特异性和位点特异性。

慢性牙周炎根据附着丧失和骨吸收波及的范围（患牙数）分为局限型和广泛型。也可根据牙周袋深度、结缔组织附着丧失和牙槽骨吸收的程度分为轻、中、重度。

【临床表现】

本病起病缓慢，一般都是由慢性牙龈炎发展而来，早期主要表现为牙龈的慢性炎症，患者刷牙和进食时可有牙龈出血或口内异味，由于一般无明显不适，常被忽略，故患者往往不能准确说出起病时间。但只要临床出现附着丧失、X线片上可见牙槽嵴顶高度降低，即表明疾病已由牙龈炎发展成牙周炎，附着丧失和牙槽骨吸收发展到一定程度，在多根牙可累及根分叉区，出现根分叉病变并随病变的发展逐渐出现牙松动、病理性移位，甚至发生急性牙周脓肿等。

牙龈出现炎症，可表现为颜色由粉红色变为鲜红或暗红色，质地由韧变松软，附着龈点彩消失，在牙石堆积处有不同程度的炎性肿胀甚至增生，由于炎症时牙周袋内壁常有上皮溃疡和结缔组织的炎症，故探诊易出血，根据炎症严重程度不同，探诊出血可由点状、线状到溢出，甚至溢脓。

慢性牙周炎患者除有上述主要特征（牙周袋形成、牙龈炎症、附着丧失、牙槽骨吸收）外，晚期常可出现其他伴发病变和症状。

◆（1）由于牙的支持组织——牙槽骨吸收，牙齿的稳定性受到影响，牙齿出现移位。

◆（2）由于牙松动、移位，牙齿正常的邻面接触关系被破坏以及牙龈乳头退缩，造成食物嵌塞。

◆（3）由于牙齿移位，造成咬合出现早接触点，继而发生继发性𬌗创伤。

◆（4）由于牙龈退缩使牙根暴露，牙齿对温度刺激敏感，清洁不到位即会发生根面龋。

◆（5）深牙周袋内脓液引流不畅时，或身体抵抗力降低时，可发生急性牙周脓肿。

◆（6）深牙周袋接近根尖时，可引起逆行性牙髓炎。

◆（7）牙周袋溢脓和牙间隙内食物嵌塞，可引起口臭。

本病若得不到有效的控制，随着年龄增长和病情多年的积累，患病率和疾病的严重程度会增加，因此早期诊断和早期治疗牙周炎就显得特别重要和有意义。

【诊　　断】

中度以上的牙周炎依据主要特征（牙周袋形成、牙龈炎症、附着丧失、牙槽骨吸收）诊断并不困难，但早期牙周炎与牙龈炎的区别不甚明显，为避免贻误治疗，须掌握主要特征，仔细检查鉴别才能做出正确诊断（表2）。

表2　牙龈炎和早期牙周炎的鉴别表

临床表现	牙龈炎	早期牙周炎
牙龈炎症	有	有
牙周袋	假性牙周袋	真性牙周袋
附着丧失	无	有，能探到釉牙骨质界
牙槽骨吸收	无	嵴顶吸收，或硬骨板消失
治疗结果	病变可递，组织恢复正常	炎症消退，病变静止，但已破坏的支持组织难以完全恢复正常

【预　后】

牙周炎是多因素疾病，其预后的判断也应是多方面的，包含局部、全身的相关因素越多越严重，其预后越不乐观。复杂病例可先做基础治疗，观察治疗反应和患者的依从性才能最后判断。

【治疗原则】

慢性牙周炎确诊后，应通过问诊、仔细的口腔和全身检查以及必要的实验室检查等，确定其全口和每个患牙的严重程度、目前是否为活动期等；还要尽量找出与牙周病有关的局部或全身易感因素，以制订治疗计划和判断预后，而且在治疗过程中，根据患者的反应及时调整和补充治疗计划。

慢性牙周炎局部的治疗目标是彻底清除菌斑、牙石等病原微生物，消除牙龈的炎症，使牙周袋变浅和改善牙周附着水平，争取适当的牙周组织再生，而且要使这些疗效能长期稳定地保持，达到长期的功能、舒适和美观，这需要采取一系列综合治疗。

【治疗程序】

（一）第一阶段：基础治疗

本阶段的目的在于运用牙周病常规

的治疗方法消除致病因素，控制牙龈炎症。此阶段亦称病因治疗。

1. 清除菌斑

菌斑在牙面上不断快速形成，在清洁过的牙面上数秒钟内即可有新的细菌黏附，因此不能单靠医生的治疗，必须向患者仔细讲解菌斑的危害和坚持不懈清除菌斑的重要性，教育并指导患者掌握自我控制菌斑的方法，如建立正确的刷牙方法和习惯，使用牙线、牙签、间隙刷等辅助工具保持口腔卫生等，此种健康教育应贯穿于治疗的全过程。

2. 施行洁治术、刮治术和根面平整术以消除龈上和龈下的菌斑、牙石

其目的是尽量清除微生物和破坏菌斑微生物膜，防止或延缓菌斑的重新形成，刮除牙周袋内含有内毒素的病变牙骨质，恢复牙龈组织健康。这是目前牙周病最有效的基础治疗手段，任何其他

治疗手段只应作为基础治疗的补充手段。

3. 拔除患牙

对于确认已无保留价值的患牙，应尽早拔除，这样可以：

◆（1）消除微生物聚集部位。

◆（2）避免牙槽骨的继续吸收，保留牙槽骨的高度和宽度，以利于后期修复。

◆（3）避免因患牙松动而患者只用另一侧咀嚼，引起颞颌关节疾病。

4. 调𬌗

在炎症控制后进行必要的调𬌗，消除早接触点，建立平衡的咬合关系，必要时可做暂时性的松牙固定。

5. 药物治疗

大多数慢性牙周炎患者不需要全身使用抗菌类药物，但在消除菌斑、牙石等局部刺激因素后，如果病情仍不能控制或有明显的急性炎症以及对某些重症患者，可辅以药物治疗。也可在刮治后作袋内冲洗并置入抗菌、消炎药物如碘甘油、甲硝唑、米诺环素、多西环素及氯己定等，并给以漱口剂。

6. 发现和尽可能纠正全身性或环境因素

如吸烟、用药情况、全身性疾病的控制等。吸烟者对牙周治疗的反应较差，应劝患者戒烟。在戒烟的初期，牙龈的炎症可能有一过性的"加重"，探诊后出血有所增加。这是由于烟草使小血管收缩、使牙龈角化加重的作用被消除的结果。经过戒烟和彻底的牙周治疗后，将出现良好的疗效。

（二）第二阶段：牙周手术治疗

在第一阶段治疗结束后的 4 周内，牙龈的炎症已基本消退。一般在基础治疗后 1～3 个月（4～12 周）时对牙周情况（包括袋深度、牙石菌斑控制情况、牙槽骨形态、牙松动度等）进行全面评估。此时如果仍有 5mm 以上的牙周袋，且探针仍有出血或牙龈及牙槽骨形态、膜龈关系不正常时，一般均需进行手术治疗。

目前常见的手术主要有：翻瓣术、植骨术、引导性组织再生术、膜龈手术等。手术可在直视下彻底刮除根面或根分叉处的牙石及不健康的肉芽组织，还可修整牙龈和牙槽骨外形、植骨或截除病情严重的患根等，通过手术改正牙周软、硬组织的外形，形成一种有利于患者控制菌斑的生理外形，促进牙周组织的再生。

（三）第三阶段：修复治疗阶段

可通过松动牙固定、修复缺失牙（镶牙）、正畸治疗、调𬌗等治疗使患牙消除继发性咬合创伤，建立合理的咬合关系，改善咀嚼功能。

（四）第四阶段：牙周支持治疗

这也称维护治疗，这是正规的牙周系统性治疗计划中不可缺少的部分，它是牙周疗效得以长期保持的先决条件。大多数慢性牙周炎在经过恰当的治疗后，炎症消退，病情得到控制。但若不坚持维护期治疗，则很容易复发和加重。

预防病情的复发有赖于患者持之以恒的日常菌斑控制，以及定期的复查、监测和必要的后续治疗。复查的间隔期可根据病情和患者控制菌斑的程度来决定，一般每 3 个月复查一次。

复查内容包括口腔卫生情况、牙周袋探诊深度、牙龈炎症及探诊后出血、根分叉病变、牙槽骨情况、修复体情况等，并对残存的病情进行相应的、必要的治疗。定期的复查和维护期支持治疗是牙周炎疗效能长期保持的关键条件之一，应在基础治疗结束时，即进入维护期。

【预　　防】

早在 1970 年世界卫生组织就提出了

牙周疾病的三期预防。

1. 一期预防

口腔卫生教育，以消除菌斑为目的，建立良好的口腔卫生习惯，掌握正确的刷牙方法。

2. 二期预防

去除菌斑和牙石，防止牙龈炎的进一步发展。

3. 三期预防

控制已经发生的牙周炎，防止其进一步发展。

此外，要注意提高宿主的抵抗力，如合理营养、积极治疗和控制与牙周病发生有关的全身疾病，加强对高危人群的监测。

综上所述，牙周疾病的预防必须采取自我口腔保健与专业性防治相结合的综合性措施，才能消除始动因子、控制局部因素、提高宿主抗病能力，最终降低牙周组织对疾病的易感性。

【参 考 文 献】

卞金有 . 2011. 预防口腔医学 . 第 5 版 . 北京：人民卫生出版社

孟焕新 . 2011. 牙周病学 . 第 3 版 . 北京：人民卫生出版社

（张景慧）

第三节 错𬌗畸形的防治

【定 义】

错𬌗畸形是指在儿童生长发育过程中，由先天的遗传因素或后天的环境因素，如疾病、口腔不良习惯、替牙异常等导致牙列、颌骨和颅骨的畸形，如牙齿排列不齐、上下牙弓间的𬌗关系异常、颌骨大小形态位置异常等。这些异常机制是牙量与骨量、牙齿与颌骨、上下牙弓、上下颌骨、颌骨与颅骨之间的不协调。

【患 病 率】

错𬌗畸形的患病率在国内外的许多报道中差异很大，其原因可能与制定各调查标准的差异有很大关系。1955 年，以理想正常𬌗为标准，即保存全副牙齿，牙齿在上下牙弓上排列得很整齐，上下牙的尖窝关系完全正确，上下牙弓的𬌗关系非常理想，其发病率为 91.2%。

2000 年，中华口腔医学会口腔正畸专业委员会对全国七个地区的 25 392 名乳牙、替牙和恒牙初期组儿童和青少年的错𬌗畸形患病率进行调查，以个别正常𬌗为标准，即凡轻微的错𬌗畸形，对于生理功能无大妨碍者，都可列为正常𬌗范畴。这种正常范畴内的个体𬌗，彼此之间又有所不同，故称为个别正常𬌗。以个别正常𬌗为标准，错𬌗畸形的患病率乳牙期为 51.84%，替牙期为 71.21%，恒牙初期为 72.92%。

正常𬌗的概念不仅局限于牙齿之间的静态关系，还包含𬌗的动态、功能及颞颌关节的状况等特征。它不仅只着眼于牙齿的排列和关系，还应考虑到肌肉及关节与𬌗的协调一致。

【危　害】

（一）局部

1. 影响颌面的生长发育及容貌外观

如生长发育期的反𬌗不及时治疗，会出现上颌骨发育受限和（或）下颌骨过度发育，导致面中1/3凹陷，下颌前突，严重的呈现新月状面型。

2. 影响口腔功能

如前牙反𬌗、开𬌗、后牙锁𬌗会影响咀嚼功能；严重的下颌前突会造成异常吞咽。

3. 影响口颌健康

牙齿错位拥挤不易清洁会诱发龋病、牙周病、𬌗创伤；异常的咬合关系易引起颞颌关节疾病。

（二）全身

牙齿排列不齐、咬合关系不好，咀嚼效能就会受到影响，易出现消化系统问题。容貌不佳如面部前突、凹陷、不对称等易引起心理甚至精神问题。

【病　　因】

错𬌗畸形形成的因素和机制错综复杂，是多种因素或多种机制共同作用的结果。错𬌗畸形的病因大体上分为遗传因素和环境因素。

一般说遗传因素通过两种途径形成错𬌗畸形：第一种是牙大小与颌骨大小之间的遗传性的不协调，即牙量、骨量不调，这将产生牙列拥挤和牙间隙。第二种是上、下颌骨大、小或形状之间的遗传性的不协调，这将导致异常的𬌗关系。

环境因素分为先天因素和后天因素

两大类，这些因素影响或作用于颌面部骨骼、牙列、神经肌肉和咀嚼系统软组织的生长发育，使其发生异常改变，继而形成错𬌗畸形。

（一）遗传因素

1. 种族演化

错𬌗畸形是随着人类的种族演化而发生发展的。人类基本行动姿势的改变、火的使用，使咀嚼器官退化不平衡，肌肉居先，颌骨次之，牙齿再次之，因而颌骨容纳不下所有的牙齿，导致牙量、骨量不调，牙列拥挤。

2. 个体发育

错𬌗畸形与遗传有关，是多种基因造成的。环境因素能影响基因的表现，在不同的条件下，可以改变其表现的强度和方式。如单卵双生子，遗传特征几乎完全相同，而最终表现的性状差异往往是环境因素作用的结果。

常见的遗传因素引起的错𬌗畸形有牙列拥挤、颌骨大小与形态的异常、牙齿数目与形态的异常。

（二）环境因素

环境因素分为先天因素和后天因素，它们之间相互作用，不能截然分开。

1. 先天因素

先天因素指从受孕到出生前因各种原因造成的胚胎发育障碍，引起胎儿颌骨、牙齿的牙育异常。常见的有牙弓狭窄、下颌前突或后缩、额外牙、先天性缺失牙、牙齿大小、形态异常、唇系带异常等。

2. 后天因素

后天因素指出生后由环境因素及其他无法预测的因素造成的，如各种急、慢性疾病、内分泌功能紊乱、营养不良和乳牙期及替牙期的局部障碍等。常见的有牙槽骨和牙齿发育异常、乳牙和恒牙的早失及滞留和恒牙萌出顺序紊乱等。

（三）肌肉因素

儿童的口腔器官同全身其他器官一样需要恰当行使功能才能正常发育，否则缺乏正常的生理性刺激，会引起颌骨、牙槽骨发育不良、牙齿拥挤等畸形。

各种口腔不良习惯如异常呼吸及吞咽、吮指、舌习惯、咬唇等会造成口腔内外口颌系统肌群原有的动力平衡被打破，引起颌骨和牙槽骨发育的异常，牙弓形态、咬合关系及牙齿排列的改变。

综上所述，众多的因素能引起错𬌗畸形，并导致现代人的错𬌗畸形呈如此高的患病率。这些因素错综复杂，一种因素可以同时影响骨骼、肌肉及牙齿，而某一种错𬌗畸形也可能是多种因素共同作用的结果，各种因素可以同时作用，也可以先后作用，彼此相关，相互影响。正是这些因素的错综交织，才导致种类繁多的错𬌗畸形的出现。

【临床表现】

错𬌗畸形的表现多种多样，千变万化，临床最为常见的有牙列拥挤、深覆𬌗、深覆盖、反𬌗、开𬌗、锁𬌗等。

为便于临床诊断、矫治设计和研究，学者们提出了许多错𬌗畸形分类法。目前被广泛接受、临床应用最广泛的是安氏分类。

安氏分类是口腔正畸学奠基人、美国医生 Angle 在 1899 年提出的，他认为上颌骨固定于头颅上，位置恒定，上第一恒磨牙生长在上颌骨上，稳定而不易错位；遂以上第一恒磨牙为基准，将错𬌗畸形分为三类。安氏 Ⅰ 类、Ⅱ 类、Ⅲ 类错𬌗分别为中性错𬌗、远中错𬌗和近中错𬌗，由于这种分类仅以上、下颌牙弓矢状方向上、下第一恒磨牙关系为基准，而错𬌗畸形表现是长、宽、高三维的，故每类错𬌗中除上下第一恒磨牙关系一致外又包含许多不同的表现形式，因此在临床诊断中除记录安氏分类外，还需同时注明其他伴随的表征，如下颌平面陡度、拥挤、深覆𬌗、深覆盖、开𬌗、前突等。

【治　疗】

（一）目标和标准

错𬌗畸形的矫治目标是平衡、稳定和美观。

错𬌗畸形经过治疗后，牙𬌗颅面形态和功能取得新的平衡和协调关系。形态畸形得到矫正，面部美观，咬合关系改善（前牙覆𬌗覆盖正常，后牙尖窝交错），口颌系统功能得到恢复，而且这种形态和功能的矫正结果必须是稳定的，而不出现复发。

要取得稳定的治疗结果并不能只靠矫治后戴用保持器，稳定治疗结果的取得与错𬌗畸形的诊断、矫治技术的正确使用等过程有着重要关系。

（二）治疗方法

错𬌗畸形主要使用一种称为"矫治器"的装置进行矫治，它可以产生作用力（机械力），或咀嚼肌、口周肌的功能作用力通过矫治器使畸形的颌骨、错位的牙齿及牙周支持组织发生变化，以利于牙颌面正常生长发育。

错𬌗畸形按其主要畸形原因分为牙性、功能性和骨性。

1. 牙性错𬌗畸形

颌骨发育正常而牙列相对于颌骨位置异常引起的错𬌗畸形。

2. 功能性错𬌗畸形

由于颌骨内、外软组织功能因素间的

动力平衡被破坏，出现异常肌肉作用力引起的错𬌗畸形。

3. 骨性错𬌗畸形

骨性错𬌗畸形指上下颌骨间大小、形态或位置关系不协调引起的错𬌗畸形。它对颜面部的美观及口颌功能的影响远大于牙性错𬌗畸形，其矫治难度也大于牙性错𬌗畸形，一般需几种矫正装置同时治疗或分期治疗，故其治疗时间也比牙性错𬌗时间长。

牙性错𬌗畸形和功能性错𬌗畸形一般用正畸的方法戴用矫治器就可治疗，而骨性错𬌗畸形治疗有三种可行方法：

◆（1）生长改良：通过刺激或抑制颌骨的生长来改善或矫治骨骼不调。

◆（2）正畸掩饰治疗：通过牙齿移动改善𬌗关系，从而掩饰骨骼畸形，但骨骼畸形仍存在。

◆（3）外科正畸：通过外科手术矫

治颌骨畸形。

（三）矫治器的类型

目前临床上常用的矫治器种类繁多，因其基本结构、技术要求和设计思想的不同，分为很多类型。

1. 按矫治器的作用目的分类

◆（1）矫治性：主动施加机械力或通过口周肌功能力直接作用于牙齿并可传递到颌骨，可产生矫治错位牙齿、调整牙合间关系的作用或引导牙颌器官向正常生长发育方向进行。大多数固定矫正器、活动矫正器及功能矫正器都属于此类。

◆（2）预防性：目的在于预防可能发生的错牙合畸形，如缺隙保持器或预防性舌弓，以保持牙弓长度，可用固定或活动装置。

◆（3）保持性：用于保持正畸治疗后的牙牙合关系和位置，防止或尽可能减少错牙合畸形复发。

2. 按固位方式分类

◆（1）固定矫治器：用黏固剂或黏接剂将矫治器粘固于牙齿上，患者自己不能取下，只能由医生装拆调整。

◆（2）活动矫治器：患者自己可以随意摘下和戴上，经医生调整加力后重新戴入口内。

（四）错𬌗畸形的治疗时机

矫治的最佳年龄，还需要根据患者的错𬌗类型而定，一般分为三个阶段。

1. 乳牙期阶段（3.5～5岁）

该期主要适用于乳牙反𬌗（俗称地包天），早期的矫治有利于上颌骨的发育，预防恒牙反𬌗。如果孩子有不良习惯（如口呼吸、吐舌、咬唇、吮指等），在这个阶段也应该给予纠正，可以预防错𬌗畸形的发生。

2. 替牙期阶段（女孩：8～10岁，男孩9～11岁）

该期适用于由于不良习惯、舌干扰

等因素引起的功能性错𬌗和骨性错𬌗畸形早期患者。在替牙期如果患儿有不良习惯（如咬唇、伸舌、前伸下颌等）、面型异常和牙齿排列异常等情况，需要及时到医院找正畸专业医师检查咨询，确定是牙性、功能性还是骨性错𬌗畸形，并以此确定治疗时间和治疗方案。因为该时期是孩子生长发育的青春前期和高峰期，对于一些功能性或骨性错𬌗畸形，在这个阶段可以利用颌骨的生长潜能，通过促进或抑制颌骨的生长达到治疗目的，有利于改善孩子的面型和功能。

3. 恒牙期阶段（女孩：12 ~ 14 岁，男孩：13 ~ 15 岁）

一般常见的错𬌗畸形在这个阶段都可以得到很好的治疗。但对于一些严重的骨性错𬌗畸形，特别是有家族遗传史的，可能需要在 18 岁后行正颌外科手术治疗，才能达到理想的效果。

由于患儿牙齿替换年龄和生长发育存在个体差异，上述的最佳矫治年龄范围只是一般情况，准确的矫治时间需正畸专业医师检查后确定。

【预　　防】

针对错殆畸形病因的各环节进行预防。

1. 通过各种渠道讲解错殆畸形产生原因的专业知识，提高人群对错殆畸形病因和危害的知晓度。

2. 做好孕前及孕期的全面检查，积极治疗全身系统性疾病，注意孕期营养均衡，防止胎儿娩出时异常外力对颅颌面的不良影响。

3. 掌握婴儿的正确喂养及口腔卫生知识，预防龋病，及时纠正口腔不良习惯。

4. 建立合理的饮食习惯，增强儿童咀嚼功能，促进颌骨发育，保证牙齿的正常替换，减少因牙齿替换异常而造成的牙列不齐。

5.定期口腔检查，做到早发现、早诊断、早干预、早治疗。

6.一旦发现有发生错𬌗畸形的倾向，及时请正畸专业医师诊治，减轻畸形程度、缩短治疗时间、减少手术的可能和难度。

【参考文献】

傅民魁.2011.口腔正畸学.第6版.北京：人民卫生出版社

傅民魁，林久祥.2012.口腔正畸学.第2版.北京：北京大学医学出版社

林久祥.1996.现代口腔正畸学.第2版.北京：中国医药科技出版社

徐宝华.1996.现代临床口腔正畸学.北京：北京大学医学出版社

（张景慧　李晓婧）

第四节 牙外伤的诊治

牙外伤包括牙震荡、牙脱位、牙折等。牙外伤可单独发生，还可并发身体其他部位的损伤，如伴有唇、颊、舌、颈部及鼻外伤；牙外伤牵涉面很广，既有牙齿本身外伤（包括釉质、牙本质、牙髓外伤），还有牙周膜、牙槽骨的外伤、牙脱位等。

一、牙 震 荡

【定 义】

牙震荡是牙周膜的轻度损伤，通常不伴牙体组织的缺损，又称为牙挫伤或外伤性根周膜炎。

【临床表现】

外观无改变，不松动，不移位，可有轻微酸痛感，垂直向或水平向叩痛，可能对冷刺激有一过性敏感症状，龈缘可能有少量出血。

X 线片表现正常或根尖周膜增宽。

【治疗原则】

调整咬合，休息患牙 1~2 周，定期复诊观察牙冠颜色和测定牙髓活力，一旦确定牙髓坏死即需做根管治疗。

二、牙 脱 位

【定义及临床表现】

牙受外力作用脱离牙槽窝称为牙脱位。牙脱位时，部分牙周膜撕裂，血管神经断裂，外伤牙的相应部位与牙槽骨脱离，并常有部分牙槽骨骨折，分为三种：

1.嵌入性脱位

患牙牙冠明显短于正常邻牙，嵌入牙槽窝中，有牙槽骨壁的折断。常见于乳牙或年轻患者的恒牙。

2.半脱位

患牙松动，较邻牙伸长。

3.完全脱位

牙周膜完全撕裂，牙齿与牙槽骨完全分离。

【治疗原则】

保存患牙是治疗牙脱位应遵循的原则。

1.部分脱位牙

局麻下复位，结扎固定4周，术后3、6和12个月复查，若牙髓已坏死，应及时做根管治疗。

2. 嵌入性牙脱位

复位后 2 周做根管治疗术,这些牙通常伴有牙髓坏死,易发生根吸收。嵌入性脱位的年轻恒牙不可强行拉出复位,以免造成更大的创伤。

3. 完全脱位牙

0.5 小时内进行再植,90% 患牙可避免根尖吸收。脱出的恒牙如果进行适当的紧急处理,将有可能存活。

患者在外伤后当时应找到牙齿,捡起(手捏牙齿冠部,不要捏牙齿根部),如果牙齿已污染,将其用冷的流动水冲洗 10 秒,有条件者用生理盐水或无菌水冲洗更好,然后放回牙齿原来的位置。如果不能立即放回原位,应放在牛奶、生理盐水中或保存在口腔舌下区,立即前往口腔科急诊处理,具体的处理方案还应根据患者年龄、离体时间做出选择。

牙外伤后松动、脱位，应尽快到医院行牙弓夹板固定或牙再植术，作牙弓夹板固定后，可以恢复咬殆关系，减少牙移位，减少出血、疼痛，同时进行调殆外伤牙，利于外伤牙的康复。

三、牙　折

【定义及临床表现】

牙折分为冠折、根折和冠根联合折。

1. 冠折

前牙可分为横折和斜折，后牙可分为斜折和纵折。

2. 根折

外伤性根折多见于牙根完全形成的成人牙。X线检查是诊断根折的重要依据。有的根折早期无明显症状，数日或数周后才逐渐出现症状，这是由于水肿和咬合使根折断端分离所致。

3.冠根联合折

此类型占牙外伤总数的一小部分，以斜行冠根折多见，牙髓常暴露。

【治疗原则】

1.冠折

缺损少、牙本质未暴露的冠折，可将锐缘磨光。牙本质已暴露，并有轻微敏感者，可行脱敏治疗。敏感较重者，可佩戴临时冠。

2.根折

对根尖 1/3 折断，多数情况下上夹板固定，无须牙髓治疗，但牙髓有坏死时，应迅速进行根管治疗术。根中 1/3 折断，夹板固定，复查时若牙髓有炎症或坏死趋势应行根管治疗术。颈 1/3 折断并与龈沟相交通时，将不会出现自行修复。

3. 冠根联合折

多数患牙需拔除。少数情况下，折断线距龈缘近或剩余牙根较长则可拔除断冠，做根管治疗后再行冠延长术或用正畸方法牵引牙根后做桩核冠修复。

另外，多个牙同时外伤，往往伴有齿槽突骨折，若得不到治疗及牙槽突固定，牙齿缺乏营养，会造成多个牙坏死、变色，甚至松动、移位乃至拔除。

【参考文献】

樊明文 . 2011. 牙体牙髓病学 . 第 3 版 . 北京：人民卫生出版社

（韩丽娟）

第五节 牙列缺损的修复

【概　　述】

人的一生有两副天然牙——乳牙和恒牙。6 岁左右乳牙开始替换，12 岁左右全部替换完成。后换的牙齿为恒牙，上下牙列各 14 颗，总计 28 颗恒牙。部分人群 18 岁以后在牙列的末端会再长出一颗牙齿（第 8 颗），俗称智齿。所以，目前人类拥有 28 ~ 32 颗牙齿。牙列中从缺一颗牙齿到只剩一颗牙齿的情况，临床称之为牙列缺损。通常情况下，智齿缺失不用镶义齿，其他牙齿缺失一定要及时镶义齿。

【牙列缺损的原因】

1. 龋病（俗称虫牙）、牙周病、颌

骨疾病、发育性疾病等原因造成的患牙
无法保留而拔除。

2.外伤脱落无法保留、牙周病牙齿
松动自然脱落而造成的牙齿缺失。

【牙列缺损的危害】

1.缺失牙旁边的牙齿向缺牙方向倾
斜移位。

2.与缺失牙相对的牙齿也会向缺牙
方向移位。

3.牙齿移位会造成移位牙与邻牙之
间出现食物嵌塞、牙龈红肿、出血，进
而造成牙周组织破坏。

4.牙齿移位还会导致牙弰紊乱、𬌗
干扰，吃饭时会自觉咀嚼不适。

5.神经-肌肉-关节-咬合是一个
有机的完整整体，牙齿缺失，咬合出现
异常，会造成这一有机体的损害，最终

导致颞合关节病变，表现为开、闭口时双侧耳屏前关节出现弹响、疼痛。

【义齿修复的方法】

（一）固定义齿修复

简称固定桥。这种镶牙方法是利用缺牙两端或一端的天然牙为支持，将义齿黏接固定于基牙上，患者不能自行摘戴。

此种镶牙方法具有不用自行摘戴、舒适、美观、咀嚼效能较高的优点。缺点是需要部分磨除缺失牙两边的牙齿，如果磨除的是健康的牙齿还有可能损伤牙神经。此法适合缺失牙两边都有健康牙齿且缺牙少的情况。如果后牙连续缺失超过3颗，或者缺失牙两边的牙齿松动则不适合固定修复。非中间牙缺失，也不适用此种方法（图1）。

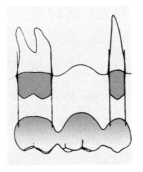

图 1 固定义齿修复

（二）活动义齿修复

这种镶牙方法是通过卡环和义齿基托等固位装置使修复体固定在余留牙上，靠余留牙和牙槽嵴支持，恢复缺失牙及其周围缺损组织的解剖形态和生理功能的一种义齿修复方式，患者可自行摘戴。

这种镶牙方法具有磨除牙齿相对较少、易于修理、费用相对较低的优点。缺点是需要患者自行摘戴，舒适度较差，不美观，影响发音，咀嚼效能较差。此法适应证宽泛，从缺一颗牙齿到仅剩一颗牙齿均适用，尤其是固定义齿修复受到限制的情况下（图 2）。

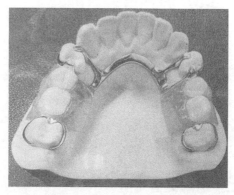

图 2　活动义齿修复

（三）固定－活动联合修复

固定－活动联合修复是指修复体的一部分固定在天然牙上，而另一部分与活动义齿相连，二者之间靠摩擦力、弹簧力、扣锁力等机械形式或磁性固位体的吸力产生固位。

此法结合了固定义齿修复稳定、舒适、体积小和活动义齿修复适应证广的优点，缺点是费用较高。适用于缺牙数目较多，不能用固定义齿修复，而患者又希望义齿稳定性、美观性、功能性好于活动义齿的情况（图3）。

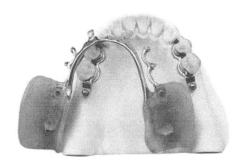

图3 固定－活动联合修复

（四）种植义齿修复

这是在缺牙区颌骨内植入种植体（相当于人工牙根），种植体与骨组织产生紧密结合后，在其上制作修复体，用基台这样一种连接装置，将种植体与其上的修复体连接在一起的一种义齿修复方式（图4）。

种植义齿修复最大的优势是能最大限度地恢复咀嚼功能，可避免或减少磨除牙齿，防止或减缓牙槽骨萎缩吸收。种植义齿应用广泛，修复方式灵活多样，可以修复单颗牙缺失，也可以修复多颗牙缺失，既可以种植固定修复，也可以种植覆盖义齿修复。缺点是治疗周期长，费用高（图5）。

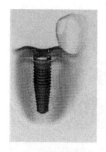 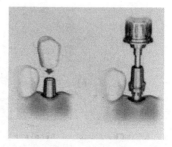

图4 种植体植入　　图5 种植冠修复

当患者全身及口腔局部均具备种植条件时，所有缺失牙的情况都是种植义齿修复的适应证，尤其适用于牙列末端缺失牙以及全口牙缺失而全口义齿固位不良的情况（图6）。

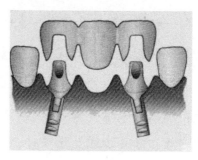

图6 种植固定桥

【牙列缺损的预防】

（一）牙齿受伤后要及时就医

日常生活中，意外情况下会造成牙外伤，甚至是牙齿脱落。碰到这种情况一定要及时就诊，这样在很大程度上会使受伤牙齿得到及时治疗而避免拔除。

如果外伤造成牙齿脱落，应迅速捡起脱落的牙齿，用手拿着牙冠（非牙根），用自来水简单冲掉污染物，然后迅速将牙齿放入牙槽窝，小心闭上嘴，并尽快就医。如果没有条件简单冲洗，又不能自己放入牙槽窝，则将牙齿含于舌下，并及时就诊。

（二）患有龋齿（虫牙）、牙周炎，也应及时到正规口腔科接受治疗

一般情况下，龋齿不能尽早治疗，

则会发展成牙髓炎，继而发生牙髓坏死，造成牙齿折断变成牙根，最终导致拔除。患牙周炎的患者，也应接受正规的洁治（洗牙）、刮治等一系列牙周治疗，从而避免因患牙松动而无法保留。

【参考文献】

葛立宏. 2013. 儿童口腔医学. 第2版. 北京：北京大学医学出版社

林野. 2014. 口腔种植学. 北京：北京大学医学出版社

赵铱民，陈吉华等编著. 2013. 口腔修复学. 第7版. 北京：人民卫生出版社

（张　辉）